AF463115

Du Tannin

et de son Emploi

dans les Ophthalmies.

par

le Docteur Jules Macherelle.

Médecin Aide-Major au 8ème Dragons

à

Vendôme.

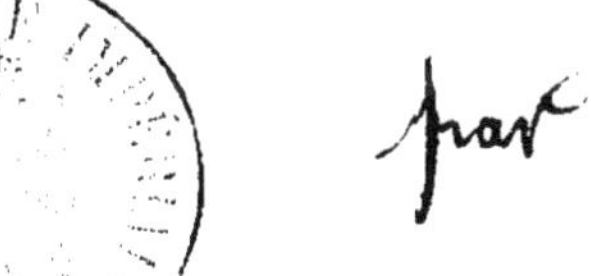

Du Tannin et de son Emploi dans les Ophthalmies.

Préliminaires. Le Tannin est de tous les astringents végétaux le plus puissant le plus énergique que l'on connaisse. Un grand nombre de plantes renferment ce principe immédiat en une certaine quantité, mais c'est ordinairement de la noix de Galle qu'on le retire par l'intermède de l'Ether Sulfurique.

L'histoire médicale de ce Corps laisse encore beaucoup à désirer. Plusieurs médecins, il est vrai, ont au commencement de ce siècle et dans ces derniers temps étudié ce médicament avec soin et cherché à faire connaître les avantages que l'on peut en retirer.

Ainsi, Monsieur Perzoni à Constantinople le recommande dans les cas de Consomption, de Chlorose, d'anémie, de marasme etc.

Monsieur Charvet, professeur à l'école secondaire de médecine de Grenoble s'est bien trouvé de l'usage de ce médicament pour combattre les sueurs nocturnes qui affaiblissent tant les phthisiques. Monsieur Chansarel de Bordeaux, qui, au mois d'Octobre 1840, publia dans le Bulletin médical de cette ville, un mémoire sur l'emploi thérapeutique du Tannin, classe ce médicament au rang de ceux dont la médecine a le plus à se louer. Mais certes ce praticien exagère les vertus curatives du tannin quand il prétend guérir par son emploi seul les fièvres intermittentes aussi bien que par le sulfate de quinine. Jusqu'à ce jour, personne n'a mieux décrit les propriétés de ce médicament, mieux indiqué les services qu'il est appelé à rendre à la médecine et surtout à la Chirurgie, que le docteur Hairion directeur de l'Institut Ophthalmologique de Louvain. C'est à ce savant praticien que revient l'honneur d'avoir introduit dans la thérapeutique Oculaire la médication tannique, en lui assignant de prime-abord un rang élevé parmi les topiques les plus efficaces dans les affections oculaires. D'autres médecins ont, avant lui, il est vrai, conseillé l'emploi de ce médicament dans les ophthalmies Catarrhales, mais les doses et la forme, sous laquelle il était administré, ne répondent nullement aux espérances que l'on est en droit d'attendre d'un astringent si puissant. D'ailleurs ce n'est pas seulement dans cette variété d'Ophthalmies que le tannin donne de beaux résultats, la plupart des Ophthalmies Chroniques, les granulations palpébrales, les Kératites vasculaires et ulcéreuses, voire même le pannus se modifient d'une manière heureuse sous l'influence de ce topique. C'est sous forme de mucilage que Mr Hairion emploie ce médicament pour combattre la plupart des affections oculaires et en particulier l'ophthalmie granuleuse, mieux connue sous le nom d'ophthalmie de l'armée Belge.

Bien que notre travail ait pour but surtout de faire connaître les services que le tannin est appelé à rendre dans le traitement des Ophthalmies, que nous avons vues si fréquentes dans la Province de Constantine (Algérie), nous croyons devoir exposer ici en quelques lignes les principaux cas, où la Thérapeutique y a recours.

Ainsi, au point de vue de la Toxicologie, le tannin est un excellent antidote des empoisonnements par les préparations de Cuivre, de Plomb, d'Antimoine, par les Cantharides, l'Opium, ses composés ou ses analogues, tels que la Belladone, la Jusquiame, la Ciguë etc, etc.

La Médecine proprement dite, l'emploie contre les Diarrhées et les Dyssenteries chroniques les sueurs des Phthisiques, les hémorrhagies graves, dans les cas de Catarrhes pulmonaire, vésical et utérin, en un mot dans les affections chroniques des muqueuses, où il y a hypersécrétion.

La Chirurgie elle-même use largement de ce médicament; elle s'en sert dans les cas d'epistaxis, de Blennorrhagie chez l'homme et chez la femme, pour combattre l'Intertrigo rebelle chez les enfants, pour modifier les eschares des typhoïdes, ainsi que les plaies de mauvaise nature, etc.

Mais c'est principalement dans les Ophthalmies, que le Tannin rend le plus de services.

<u>Action du Tannin sur les Muqueuses.</u> Voyons quelle

est l'action de ce médicament sur les muqueuses et en particulier sur la muqueuse oculaire.

Le tannin, appliqué sur les muqueuses, produit un resserrement, une astriction fibrillaire, facile à reconnaître pour peu qu'on s'en applique par exemple sur la langue. Le tannin donne en outre du ton aux tissus, restreint le diamètre des orifices et des vaisseaux capillaires, diminue tout excès de vascularité par l'astriction et le resserrement qu'il produit, rend la circulation du sang plus lente et plus difficile, décolore et flétrit les tissus, surtout ceux de nouvelle formation. C'est du reste ce que l'on voit tous les jours chez les individus atteints d'ophthalmie avec développement de granulations sur les paupières et de vaisseaux sur la Cornée.

Action du tannin sur la muqueuse Oculaire.

Sous l'influence de ce topique, l'œil devient plus petit, les paupières se resserrent, se condensent en quelque sorte et leur diamètre diminue, les vaisseaux s'atrophient, les granulations pâlissent d'abord pour se flétrir ensuite et disparaître en totalité. Ce résultat s'obtient quelquefois en moins de six semaines, voire même dans des ophthalmies qui datent de plusieurs années.

Une fois la maladie enrayée, la médication tannique laissée de côté, tout rentre dans l'état physiologique, l'œil reprend ses dimensions normales,

les paupières redeviennent aussi souples que par
le passé, et l'individu voit tout aussi bien que
s'il n'avait jamais été malade, à moins que des
taies ne viennent contrarier la vision, ce qui toutefois est assez rare, et encore faut-il que ces taies
soient antérieures à l'affection et au moment
où le malade s'est soumis au traitement 13
par le tannin. Bien plus, il arrive souvent
que, sous l'influence de ce topique continué pendant un certain temps, ces nuages de la cornée,
qui contrarient la vision, tendent à diminuer,
et même à devenir pour ainsi dire transpa-
rents, ainsi que nous l'avons remarqué chez
plusieurs de nos malades, de sorte que le
tannin dans ces cas ne peut être qu'utile et
et avantageux.

Premiers effets du Tannin, appliqué sur l'Œil.

Les premiers effets de ce médicament, appliqué dans l'œil, sont les suivants : la Conjonctive rougit, les larmes sont sécrétées en abondance, et tombent sur les joues, semblables à des gouttelettes de lait. Cette coloration blanche des larmes est probablement produite par la réaction du mucilage tannique sur le liquide lacrymal. Ces larmes, chargées de tannin, donnent au linge une coloration jaune, qui résiste au blanchissage, et devient brunâtre. Aussi, avons-nous l'habitude de conseiller à nos malades de s'essuyer ces yeux avec du linge à demi-usé, et auquel ils attachent peu de prix.

Les malades, après l'application du tannin, accusent un resserrement assez énergique des tissus de l'œil, une douleur pour ainsi dire nulle, ce qui fait que les enfants supportent facilement ce topique. Un quart d'heure au plus après l'application, tous ces phénomènes physiologiques disparaissent, les larmes se tarissent, la rougeur de la conjonctive cesse, et la vision au dire des malades, est plus franche, l'œil ayant en quelque sorte repris du ton.

A l'appui des faits ci-dessus exposés je citerai quelques observations; mais avant je crois devoir rappeler deux lois anatomico-physiologiques, qu'il ne faut point perdre de vue, et en même temps j'indiquerai la formule du tannin, ainsi que son mode d'application.

<u>Corollaire 1.</u> Dans toute inflammation la circulation est plus active, plus riche, le diamètre des vaisseaux s'agrandit et l'afflux du sang est plus abondant. Cette loi anatomico-physiologique trouve surtout son application dans les inflammations oculaires, où, souvent de nombreux vaisseaux de récente formation se développent tout-à-coup et passent de la Conjonctive sur la Cornée, Ex: Kératite vasculaire, suite de

conjonctivite, avec ou sans développement de granulations.

Corollaire 2. Dans les inflammations chroniques des muqueuses il y a relâchement, distension passive des vaisseaux capillaires; en un mot il y a atonie avec persistance de sécrétions anormales et plus abondantes, exemple, hydrorrhée, muco-pus, et pus dans certaines ophthalmies déjà anciennes et affectant l'un de ces trois modes de sécrétion.

Eh bien, un médicament, qui aurait pour propriété de diminuer cet excès de vascularité, de rendre la circulation plus lente, plus difficile, de donner du ton à ces tissus relâchés, de tarir enfin ces sécrétions anormales, remplirait certes, en à l'aveu de tous, une indication vraiment rationnelle, et comme tel mériterait d'être mieux connu. Ces conditions nous sont fournies par le tannin, et c'est ce que nous cherchons à mettre en évidence par ce travail.

Formule du mucilage de tannin.

{ Pr: Tannin .... Deux grammes.
Gomme arabique.... Quatre grammes
Eau distillée..... Dix grammes

Faites d'abord le mucilage, ajoutez le tannin et opérez exactement le mélange, jusqu'à ce qu'il prenne une consistance sirupeuse et un aspect grisâtre.

Mode d'application du mucilage de tannin.

L'application de ce mucilage se fait à l'aide d'un petit pinceau de poils de blaireau, que l'on charge du médicament, et que l'on porte directement dans l'œil vers le repli falciforme de la conjonctive oculo-palpébrale. On ferme ensuite les yeux du malade, et l'on promène légèrement les doigts sur les paupières, afin de répandre le mucilage sur toute la muqueuse de l'œil.

Quelquefois on est obligé d'appliquer le médicament sur la muqueuse de la paupière supérieure, préalablement renversée, lorsqu'elle est le siège de nombreuses granulations.

Pour renverser cette paupière, vous dites au malade de regarder en bas et en avant, vous portez un stylet à la base de la paupière, vous en saisissez le bord par son cartilage tarse entre le pouce et l'index, et vous l'attirez légèrement à vous pour la luxer, en produisant un petit mouvement d'élévation.

Observations.

1. Ophthalmie Chronique, avec granulations et développement de vaisseaux sur la Cornée, traitée par le Tannin, et guérie en moins de 16 jours.

Hôpital militaire de Constantine. Salle 9. Lit N° 13.

Le nommé Malherbe, plafonneur, âgé de 38 ans, de bonne constitution, malade depuis 6 mois, entre à l'hôpital dans les premiers jours d'Octobre 1856 pour être traité d'une Ophthalmie, qui le fatigue beaucoup et le met dans l'impossibilité de voir.

Le 20 Octobre nous examinons ce malade et nous demandons à monsieur Ehrmann, médecin major, chargé du service des blessés, l'autorisation d'employer le tannin. Notre demande est accueillie favorablement et le 22 du même mois nous commençons le traitement.

22 Octobre. Les paupières sont lâches, peu résistantes, rouges sur les bords, la Conjonctive oculaire est injectée, il existe des granulations très-petites sur la muqueuse oculaire, principalement vers l'angle interne, près de la caroncule lacrymale, et dans le cul de sac que forme la conjonctive oculo-palpébrale. Les paupières supérieures renversées présentent aussi des granulations, plus petites et moins nombreuses que celles des paupières inférieures.

Quelques vaisseaux de nouvelle formation descendent sur le pourtour de la cornée dans une étendue de 2 à 3 millimètres. Il y a de la photophobie, point de douleur périorbitaire; la sécrétion de muco-pus est assez abondante, les paupières sont collées tous les matins.

Pendant les quinze premiers jours que ce malade passe à l'hôpital cette ophthalmie déjà chronique, est combattue par l'application de sangsues au grand angle de l'œil, par des collyres au nitrate d'argent, et des revulsifs sur le canal intestinal, mais c'est en vain, le mal ne fait qu'augmenter. Nous avons alors recours à l'emploi seul du tannin, appliqué, sous forme de mucilage, matin et soir.

Le 23 octobre, sept jours plus tard, nous constatons une légère amélioration, la conjonctive est moins rouge, les larmes et le muco-pus sont sécrétés en moins grande abondance, les yeux sont à peine collés le matin les granulations pâlissent, s'affaissent et les petits vaisseaux diminuent de calibre.

Le 1er novembre, l'amélioration continue, le malade supporte parfaitement la lumière; il y a peu de sécrétions anormales, les paupières sont à peine collées le matin.

Le 6 novembre le malade est radicalement guéri, et demande à sortir le lendemain.

Ainsi, par l'emploi seul du tannin, cet homme a été, en moins de seize jours, guéri d'une ophthalm.

mie, dont l'origine remonte à plus de 6 mois.

Nota : Les petits vaisseaux qui existent sur la Cornée, sont dûs au frottement des granulations, et ils ne disparaissent qu'autant que l'on s'adresse à la cause même. C'est pourquoi nous renversons toujours la paupière supérieure, afin de toucher directement les granulations avec le mucilage. En outre, vous ferez remarquer que, chez ce malade et les suivants, le tannin a été employé, à titre d'essai et sans le concours d'aucune autre médication.

Quant aux granulations, elles affectent diverses formes, en rapport avec l'ancienneté de la maladie. Ainsi, elles sont d'abord vésiculeuses ; dans ce cas elles sont petites, pâles et presque transparentes ; elles ressemblent à de petites perles hyalines, et existent en même temps qu'une légère vascularisation. Elles cèdent et s'effacent presque à la pression. A un degré plus élevé, elles forment une seconde catégorie, les granulations dites miliaires ou mamelonnées. Celles-ci donnent à la conjonctive un aspect chagriné et ressemblent à de petits grains rougeâtres, rapprochés les uns des autres, égaux en volume et en hauteur. La troisième variété est constituée par les granulations dites végétantes : ce sont de petites masses charnues, rougeâtres, molles, et saignantes quelquefois au toucher ; elles donnent lieu à une suppuration abondante, et sont séparées par des sillons profonds.

Adossées les unes aux autres, ces granulations ressemblent à de petits pavés superposés, et offrent une résistance et une dureté, analogues au tissu fibreux, en raison de leur ancienneté.
Chez le malade, qui fait le sujet de l'observation IV, la plupart des granulations offraient cette variété, et c'est ce qui fait que la guérison n'a pu être obtenue qu'après un traitement long, de trois mois environ.

Observation n°. 2.

2. Ophthalmie Catarrhale, avec quelques granulations miliaires et vésiculeuses, guérie en huit jours.

Dans la même salle et au lit n° 12 est couché le nommé Corbat, âgé d'une quarantaine d'années, de bonne constitution, entré à l'hôpital à la fin d'Octobre pour une affection des os du pied. (Ostéite.)
Le 5 Novembre, nous examinons cet homme qui est atteint d'ophthalmie depuis quinze jours environ. Les paupières sont collées le matin, la conjonctive est rougeâtre, les granulations sont peu nombreuses; il n'y a presque pas de photophobie; la sécrétion muco-purulente est peu abondante. L'affection, en un mot, est légère.
Dès ce jour, nous soumettons ce malade à la médication

tannique, et le 14 Novembre nous constatons une guérison parfaite.

Cet homme pourrait sortir de l'hôpital, s'il n'y était retenu pour l'affection du pied. Pendant l'hiver 1856-1857 il nous est revenu plusieurs fois, ainsi que dans le courant de cet été (1857), toujours pour y être traité de son ostéite.

Quant à l'ophthalmie, elle n'a jamais reparu.

Observation N° 3.

Blépharite Ciliaire – Conjonctivite Chronique – Epaississement considérable des paupières – Guérison incomplète, mais grande amélioration. (Invasion très-ancienne.)

Au lit N° 30 de la même salle est couché le nommé P.. âgé de 70 ans, Maltais d'origine, entré à l'hôpital le 28 Octobre 1856 pour une Blennorrhagie.

Cet homme est en outre atteint de Conjonctivite chronique très-ancienne et de Blépharite, qui lui a enlevé tous les cils.

Les paupières sont lâches, très-épaisses, d'un volume considérable, la conjonctive est rougeâtre, la Cornée offre quelques petits vaisseaux récemment développés; des granulations existent en petite quantité: On les remarque surtout au grand angle de l'œil.

La sécrétion muco-purulente est abondante ; elle est fournie en partie par les glandes de Meibomius, aussi les paupières sont-elles fortement collées tous les matins par une humeur chassieuse, molle et épaisse.

Le 27 Octobre ont lieu matin et soir les premières applications de tannin.

Le 30, il y a déjà de l'amélioration, la conjonctive pâlit, mais la sécrétion chassieuse persiste.

La médication est continuée les jours suivants ; les granulations disparaissent, la sécrétion diminue de plus en plus, les paupières sont encore épaisses.

Le 22 Novembre cet homme demande à sortir, bien qu'il ne soit pas radicalement guéri de son ophthalmie. Toutefois la vue s'est beaucoup améliorée, la cornée est transparente et ne présente plus de petits vaisseaux ; les granulations ont complètement disparu. Les paupières ont repris du ton, de l'énergie, elles ne sont plus lâches comme avant, et n'offrent plus de rougeur, mais elles ont conservé presque toute leur épaisseur anormale.

Le matin, les yeux sont à peine chassieux, toute sécrétion étant à peu près nulle.

Observation IV.

Ophthalmie granuleuse – Kératite vasculaire – Perte de la vue presque complète – Excision des vaisseaux de la cornée – Application du tannin – Guérison radicale après un traitement de 3 mois par le tannin – L'invasion de la maladie remonte à plus de 3 ans.

Le nommé Angelo Pizo, Cantonnier, de bonne constitution, âgé de 35 ans, est atteint depuis plus de trois ans d'une ophthalmie grave qu'il contracta en travaillant dans les égouts de la ville de Constantine.

Cette ophthalmie, d'abord de nature muco-purulente, d'une intensité violente, est combattue par divers moyens énergiques, sans qu'on puisse en obtenir la résolution. Application de sangsues derrière les oreilles, vésicatoires divers collyres mis tour à tour en usage –

L'inflammation perd de son intensité et l'ophthalmie prend un caractère de chronicité.

Ce malade pendant plus de deux ans et demi se confie à divers médecins, quitte même Constantine, mais sans obtenir la plus petite amélioration.

Frappé d'une cécité presque complète cet homme qui ne voit pas assez pour se conduire, vient au mois d'Août 1856 demander des soins à Monsieur le Dr. Vital, médecin en chef de l'hôpital militaire de Constantine.

En raison des nombreux vaisseaux qui sillonnent la cornée et la recouvrent dans sa plus grande partie, ce médecin juge à propos de faire deux fois par semaine l'excision des vaisseaux qui se rendent sur cette membrane. Monsieur Maiquière médecin major est chargé de cette petite opération. Une légère amélioration est le résultat de l'excision des petits vaisseaux: le malade peut à peu près se conduire seul, mais il ne distingue point les objets d'une manière nette, et ce n'est qu'avec la plus grande attention qu'il reconnaît les personnes qui passent près de lui. De nouveaux vaisseaux se développent régulièrement à la suite de chaque section, mais plus petits que les précédents, et la maladie reste pour ainsi dire stationnaire.

C'est à la salle de garde de l'hôpital militaire de Constantine, au commencement de novembre 1856, que je vis ce malade pour la première fois. A l'aspect qu'offrent les yeux, je reconnais de suite une Ophthalmie granuleuse très-grave, avec vascularisation de la Cornée, vascularisation entretenue par la présence de nombreuses granulations sur les paupières. En effet, celles-ci, et surtout les supérieures, sont le siège de granulations épaisses, abondantes, affectant la forme végétante: Le frottement que ces granulations exercent sans cesse sur la cornée par le mouvement des paupières, produit ces petits vaisseaux, qui descendent en grand nombre jusqu'au centre de cette membrane.

La Cornée est dépolie, couverte d'une quantité de petites ulcérations et de nombreux vaisseaux qui troublent la vision, en un mot, il y a Kératite pointillée et vasculaire.

Le liquide lacrymal est plus abondant, la photophobie est peu intense; les paupières sont molles, lâches, peu résistantes; le malade se plaint de leur pesanteur et du frottement qu'elles exercent sur la cornée. La sécrétion muco-purulente est presque nulle, les larmes seules sont sécrétées en plus grande abondance, et le matin les paupières sont à peine collées.

Le dix-sept Novembre 1856 le traitement par le tannin est mis en usage, matin et soir. A chaque application l'œil rougit davantage, les larmes se sécrètent plus abondantes et coulent sur les joues semblables à du lait. La douleur est à peu près nulle, il n'y a que sensation d'un léger resserrement des tissus. Un quart d'heure après, il n'existe plus aucun de ces phénomènes, et le malade trouve qu'il voit mieux, l'œil étant en quelque sorte stimulé.

Le Cinq Décembre l'amélioration est très-sensible. Les granulations pâlissent et deviennent plates; les vaisseaux n'existent qu'en très-petit nombre, deux ou trois sur chaque cornée, et encore pour les reconnaître, faut-il apporter une grande attention. La vision se fait beaucoup mieux et le malade distingue parfaitement les objets même à une très grande distance.

A cette époque je passe le crayon de nitrate d'argent

sur la paupière qui offre le plus de granulations, afin hâter l'exfoliation de ce produit pathologique. Une violente inflammation est le résultat de cet essai; la médication tannique est suspendue pendant une huitaine, l'œil est soumis au repos et aux lotions d'eau fraîche fréquemment répétées; la suppuration qui est abondante cesse au bout de quatre ou cinq jours; de nombreuses escharres se détachent, et la paupière est alors presque libre de granulations: celles qui restent sont petites et affectent la forme mamelonnée. Mais d'une autre part, des vaisseaux capillaires se sont développés en grand nombre sur la cornée, et la vision laisse beaucoup à désirer.

Le douze Décembre, l'inflammation jugulée en grande partie, nous reprenons le traitement par le Tannin. Ces petits vaisseaux, qui obscurcissaient la cornée les jours précédents, n'ont une existence qu'éphémère, et ne s'observent plus à la date du 20 décembre. Quant aux granulations, elles s'atrophient chaque jour de plus en plus; et le 25 du même mois, l'œil soumis à la cautérisation est tout-à-fait guéri, et ne laisse pas apercevoir la plus petite trace de maladie. Cet homme est alors dans un état très-satisfaisant.

L'autre œil, vierge de toute cautérisation, est en bonne voie de guérison; il n'y a plus que deux petits vaisseaux sur la cornée, l'un dans le segment inférieur, l'autre dans le supérieur. Les granulations des paupières de cet œil sont très-pâles, s'affaissent d'une manière marquée, mais exigent encore un certain temps pour disparaître complètement, en raison de leur ancienneté et de leur développement primitif.

Sous l'influence des applications de tannin, faites régulièrement et avec méthode, les deux petits vaisseaux cornéens prennent des dimensions microscopiques, et l'un d'eux disparaît dans le courant de Janvier : il ne reste plus que le vaisseau du segment supérieur de la cornée. Quant aux granulations, elles résistent encore et pour en amener l'exfoliation nous les coupons en partie à l'aide de la lancette. Cette petite opération provoque une légère inflammation, et n'est répétée que trois ou quatre fois dans le mois de Janvier, à quelques jours d'intervalle.

Cet homme obtient enfin une guérison radicale dans les premiers jours de février 1857, mais déjà, à la fin de Décembre dernier, il avait pu reprendre un travail pénible, qu'il avait quitté depuis plus d'une année.

Jusqu'à ce jour (25 octobre 1857) il n'y a pas eu rechute.

Observation V.

Ophthalmie granuleuse, offrant beaucoup d'analogie avec la précédente observation.

Dans la salle 9, lit n° 4, de l'hôpital militaire de [illegible] est couché le nommé Amelin, mineur, âgé de 42 ans, de [illegible] constitution, entré le 25 Août 1856 pour une ophthalmie chronique, dont l'invasion remonte à plus de 2 ans ; elle offre [illegible] les mêmes caractères que l'ophthalmie de l'observation précédente.

Cette ophthalmie est combattue par de nombreuses applications de sangsues, par des révulsifs sur le canal intestinal et par des collyres. Sous l'influence de ce traitement une légère amélioration se produit ; mais il se déclare au commencement d'octobre une inflammation plus intense que précédemment.

La cornée est couverte en totalité de petites ulcérations,

et de nombreux vaisseaux; les paupières sont très-rouges et pourvues d'abondantes granulations; il y a de la Photophobie et de la douleur périorbitaire. Plus de quatre-vingts sangsues, en moins d'une semaine, sont appliquées au grand angle de l'œil; l'inflammation cède, mais le malade n'y voit nullement, en raison de la vascularisation de la cornée, qui est très-trouble et couverte de petites ulcérations (Kératite ponctuée et vasculaire).

Le 30 Octobre, nous avons recours au tannin, employé seul, et quinze jours s'écoulent à peine, que déjà nous avons une grande amélioration.

Dans les premiers jours de Décembre, il n'existe plus ni vaisseaux, ni granulations; le malade voit assez bien, et il ne reste à l'œil gauche que deux petites taies, que nous cherchons à détruire. Cet homme demande sa sortie le 20 Décembre, se livre à ses occupations habituelles, ne craint point de s'exposer au froid, et laisse de côté toute précaution. Aussi est-il repris quelques mois plus tard d'une ophthalmie, presque aussi grave que la première. En outre, les deux enfants de cet homme sont atteints d'ophthalmie granuleuse, et c'est peut-être là la cause de cette nouvelle ophthalmie, pour laquelle il est encore entré à l'hôpital dans le courant de Juin 1872. Cette fois encore ce malade est sorti sans être complètement guéri: il n'est resté dans les salles qu'une dizaine de jours, voulant continuer ses travaux et se traiter chez lui.

Nous aurions pu ajouter à ce travail un plus grand nombre d'observations, mais nous pensons que celles-ci suffisent, d'autant plus que chez nos autres malades la médication par le tannin n'a pas été employée seule. Car nous avons eu même temps recours dans le traitement des ophthalmies aux applications de sangsues, aux révulsifs sur le canal intestinal, aux vésicatoires, aux frictions sur les paupières avec la pommade de précipité rouge, selon les diverses indications qu'offre la maladie, etc. etc.

Nous terminerons ce petit travail, en notant les deux formules suivantes, qui, dans bien des circonstances, nous ont rendu de grands services.

1. Lorsque, dans certains cas, il y a indication de tenir la pupille dilatée, soit pour éviter des adhérences de l'iris, soit pour combattre la photophobie, nous associons au mucilage de tannin cinquante centigrammes d'extrait de belladone

1. Pr: Eau distillée 12 grammes.
Gomme arabique 4 grammes.
Tannin 2 grammes.
Extrait de Belladone 0,50 grammes.
Faites le mucilage et mêlez exactement. . .

2. Contre les taies légères, les nuages de la cornée nous nous sommes bien trouvé des insufflations faites plusieurs fois le jour avec la poudre suivante :

2. Pr: Tannin . . . Un gramme
Poudre de sucre . . Neuf grammes.
Porphyrisez et mêlez exactement.

Ces insufflations se font à l'aide d'un petit tuyau de plume.

J. Hacherelf

www.ingramcontent.com/pod-product-compliance
Ingram Content Group UK Ltd.
Pitfield, Milton Keynes, MK11 3LW, UK
UKHW020232180726
13838UKWH00005B/2352

9 782329 412610